4
TC50
143

RAPPORT
DE LA COMMISSION
CHARGÉE PAR LE CONSEIL DE SANTÉ

DE PROPOSER LA MODIFICATION DU TARIF

DES DROITS SANITAIRES

DE L'EMPIRE OTTOMAN.

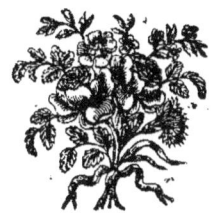

Constantinople,

1856.

RAPPORT

De la Commission chargée par le Conseil de Santé de proposer la modification du Tarif des droits sanitaires de l'Empire Ottoman.

MEMBRES DE LA COMMISSION :

MM. AHMET-EFFENDI, sécrétaire en chef de l'Intend. Sanitaire
BARTOLETTI,
ENDASIAN,
FAUVEL,
HENRY,
LEVAL, Rapporteur.

Messieurs,

Lorsque les quarantaines furent organisées, on trouva juste qu'une taxe spéciale fut établie pour couvrir les frais que le nouveau service allait occasionner, de là le Tarif des droits sanitaires. Modelé sur les Tarifs Sanitaires adoptés alors en Europe, le Tarif de la Turquie a compris deux espèces de droits, les droits pour l'accomplissement de certaines formalités, ceux pour les opérations quarantenaires proprement dites. Cotés à des chiffres de très peu d'importance, les premiers n'ont jamais fourni que des recettes insignifiantes, et c'étaient les seconds seulement qui produisaient des résultats. Mais ceux-ci, fondés sur la circonstance éventuelle de la quarantaine, puisqu'ils n'existaient que lorsqu'il y avait contumace, ont été en diminuant, à mesure que la santé publique se rétablissait et que disparaissait la nécessité des mesures de quarantaine, et aujourd'hui où la libre pratique est devenue la règle et la quarantaine la rare exception, les ressources créées par le Tarif, bornées seulement aux droits pour l'accomplissement des formalités sanitaires, ont fini par devenir complètement insignifiantes et le Tarif tel qu'il existe ne remplit plus son objet.

Dans cet état de choses, la Commission que vous avez chargée d'examiner la question du Tarif n'a pas hésité à reconnaître qu'il était juste d'aviser. Elle a donc opiné qu'il y avait lieu de faire la révision du Tarif pour le mettre en rapport avec les exigences légitimes de la circonstance. Cette nécessité reconnue, la Commission s'est demandée d'abord si le produit des droits sanitaires devait couvrir les dépenses faites pour le maintien du service, et ensuite par quels moyens, si ce principe était admis, on pourrait y parvenir.

A la première question la Commission a répondu par l'affirmative. Depuis l'établissement des quarantaines en Turquie la peste a disparu, cela est incontestable. Il n'est pas moins incontestable que le rétablissement de la santé publique dans tout l'Orient et les garanties que le système sanitaire présente, ont amené la suppression en Europe de ces longues et coûteuses contumaces qu'une crainte naturelle imposait au Commerce et à la Navigation. Rien donc que de parfaitement équitable si la Turquie demande en compensation de ces avantages, que le commerce et la navigation contribuent efficacement au maintien de l'administration qui les leur a procurés, et sans laquelle peut-être ils seraient perdus pour eux. La Conférence Sanitaire Internationale, réunie il y a quelque tems à Paris, a reconnu aux Gouvernemens le droit de fixer leurs Tarifs de manière à couvrir les frais de leurs administrations sanitaires. Or quel autre Etat peut se prévaloir de ce principe, si juste d'ailleurs, avec plus de fondement que la Turquie qui s'est imposé tant de sacrifices et qui est parvenue, grâce à ses efforts, à des résultats qui ne lui sont pas exclusifs, mais dont l'Europe ou plutôt le monde, fait tous les jours son profit? Quoiqu'il en soit de ces considérations, lorsqu'elle établit que les droits sanitaires doivent couvrir les dépenses, la Commission, à parler rigoureusement, ne fait pas d'innovation. Il n'est pas douteux en effet que ceux qui ont formulé le Tarif avaient une intention identique. Si les résultats n'ont pas été complets, c'est parce qu'on a pris pour base des éventualités et que ces éventualités qui existaient alors, ont disparu depuis. La Commission ne suit donc qu'un principe depuis long tems convenu.

On pourrait objecter ici que les éventualités de quarantaines ayant disparu, ou tout au moins ayant diminué, il y aurait lieu de diminuer en proportion les précautions à prendre et, par suite, les frais du service. Mais cette objection ne repose que sur une hypothèse très hasardée, celle que les conditions sanitaires qui ont nécessité l'établissement des quarantaines, ne renaîtront pas. La peste, il est vrai, a disparu, le choléra est à peu près éteint; mais qui oserait soutenir que d'un moment à l'autre ces deux maladies ne reparaîtront pas ? Or, comme c'est surtout contre les deux maladies en question que, conformément d'ailleurs aux principes admis par la Conférence Sanitaire Internationale, les réglemens quarantenaires de l'Empire Ottoman sont établis, paraît-il sage en présence d'une telle éventualité de supprimer ou même d'amoindrir une institution, dont l'organisation a coûté tant de peine et qui a été établie avec le concours et, on peut le dire, au grand profit de l'Europe ?

La Commission ne croit donc pas l'objection fondée, et comme il n'est pas possible d'improviser au moment de la nécessité un service pareil à celui qui existe à présent, ni facile d'établir d'emblée des garanties semblables à celles qu'il présente dans son état actuel, comme d'ailleurs elle a la persuasion que si l'on amoindrissait ce service, les craintes à peine assoupies de l'Europe se réveilleraient immédiatement et que de nouveau l'Europe rétablirait à l'égard de l'Orient son antique système de précautions et de quarantaines, la Commission pense que les institutions sanitaires de l'Orient doivent être maintenues et améliorées et elle est d'avis que les droits doivent être calculés de manière à couvrir les dépenses légitimes de l'administration. Elle admet enfin que pour atteindre ce résultat il importe que le Tarif des droits sanitaires soit basé sur d'autres principes que ceux qui ont prévalu jusqu'à ce jour.

En abordant les moyens d'application, la Commission doit vous rappeler d'abord, Messieurs, qu'il existe deux espèces de dépenses pour l'administration, l'une pour le maintien du personnel, l'autre pour la construction, la reconstruction, les réparations des locaux sanitaires, l'ameublement des offices, l'entretien des échelles et autres menus besoins de service. La première monte au chiffre annuel de Piast. 3,753,300 (voir le Tableau annexe A); La seconde, peut être évaluée toujours annuellement et en moyenne à la somme de Piast. 1,350,000, (voir le Tableau annexe B) soit un total de Piast. 5,103,100.

Messieurs, si vous tenez compte qu'indépendamment de la surveillance sanitaire dans les principaux points de l'intérieur, il existe un service spécial sur la frontière Syro-Egyptienne, un sur les limites de la Grèce et à la partie Orientale de l'Empire; que ce dernier service s'étend par une ligne non interrompue d'Offices Sanitaires, de Batoum sur la Mer-Noire à Bassora sur le golfe persique; que soixante deux offices, c'est-à-dire, directions spéciales formées d'un Directeur et d'un médecin ou d'un médecin seul, composent tout ce système; qu'aux offices sont attachés des agents secondaires pour en compléter la surveillance et dont le nombre se monte à cent quatre-vingt-six individus; qu'à ceux-ci il faut joindre les gardes; qu'indépendamment de sept lazarets généraux dans les principales villes, il y a autant de lazarets qu'il existe d'offices à médecins; que chaque poste maritime doit avoir son parloir, son échelle, etc., ce chiffre ne vous paraîtra pas exorbitant, moins encore si vous ne perdez pas de vue l'étendue de l'Empire, celle du littoral, la surveillance qu'il y faut exercer, les résultats obtenus, enfin les précautions qu'il faut prendre pour l'intérêt du présent et la sécurité de l'avenir. Il ne serait peut-être pas inutile de rappeler ici, qu'appelé à faire une révision du système sanitaire pour examiner s'il n'y avait pas possibilité de réaliser quelques économies, le Conseil procéda à ce travail par une Commission désignée à cet effet, et qu'en septembre 1854, en diminuant certains salaires, en supprimant quelques postes, le Conseil, sur le rapport de la Commission, a pu effectuer sur la dépense pour le maintien du personnel, une économie de 1,027,020 Piast. par an et porta cette nature de dépense au chiffre qui vous a été indiqué plus haut. En sorte que, dans l'état actuel des choses, le service se trouve réduit sous ce rapport au strict nécessaire et, il n'y a par conséquent dans la dépense, qui se fait aujourd'hui, aucune exagération.

Mais par quel moyen couvrir les frais de l'administration? Les circonstances, nous l'avons dit, ont rendu le Tarif actuel insuffisant; il faut donc nécessairement en modifier les bases. Votre Commission n'a rien trouvé de mieux que d'adopter pour la Turquie celles qu'a fixées la Convention Sanitaire Internationale de Paris, dont le système d'ailleurs a reçu déjà son application dans quelques pays de l'Europe.

Le système de la Conférence consiste 1° en un droit payable par les navires qui arrivent dans un port proportionellement à leur tonnage ; 2ᵉ pour les navires soumis en quarantaine, en un droit journalier de station proportionnel toujours à leur tonnage et en sus du premier droit ; 3ᵉ pour les personnes en contumace, en un droit de séjour au lazaret ; 4° enfin, toujours dans le cas de quarantaine, en un droit sur les marchandises à désinfecter. C'est ce système, Messieurs, que la Commission vous propose d'adopter en le modifiant pour ce qui touche les navires en quarantaine et en supprimant d'ailleurs tous les autres droits (droits d'interrogatoire, de patente, de visa, etc.). Dans ce système, le premier droit mentionné constitue le produit principal, attendu que les trois autres, inhérents à la quarantaine, sont trop éventuels pour qu'on puisse en attendre des effets répondant au but qu'on se propose.

Le principe de s'adresser au tonnage des navires pour y créer la principale ressource une fois posé, la Commission a dû naturellement chercher à connaître quel est par an en moyenne le jaugeage général de la navigation en Turquie. Des renseignements statistiques fournis par l'administration, il résulte que ce jaugeage général peut être évalué à 2,000,000 de tonneaux. Bien que le principe de taxer les bâtiments en raison de leur tonnage soit très équitable, puisque les bâtiments de moindre importance seront toujours moins cotés par le fait de leur jaugeage que ceux d'un ordre plus élevé, la Commission cependant, tenant compte de la nature plus ou moins importante du commerce qui se fait, a cru juste d'établir des distinctions et de ne pas frapper d'un droit égal le trois mâts chargé de riches produits manufacturés et le tchéktirmé fesant le commerce du charbon. C'est d'ailleurs une distinction admise dans tous les pays où le principe du tonnage est adopté.

La Commission nous propose en conséquence d'établir trois catégories de navires, savoir : 1° la catégorie des navires jaugeant 50 tonneaux et au dessus qui font le commerce entre l'étranger et la Turquie ; 2° la catégorie des navires de grand cabotage jeaugent 50 tonneaux et au dessus ; et 3° celle des petits bâtiments, c'est-à-dire, jaugeant au dessous de 50 tonneaux qu'elle que soit d'ailleurs leur provenance. D'après les renseignemens dont nous avons parlé, le jaugeage des premiers monterait annuellement à tonneaux 1,500,000 ; celui des seconds à 300,000 et celui des troisièmes approximativement à 200,000 ; soit le total déjà désigné 2,000,000 de tonneaux.

Les dépenses sont de Piastres 5,103,100 par an. En fixant pour la première catégorie une taxe de 3 piast. par tonneau, on a un chiffre annuel de Piast. 4,500,000 ; pour la seconde une de 2 piastres on aura une somme de P. 600,000 et pour la troisième 1 piastre, le produit sera de 200,000 ; ce qui donne un total de 5,300,000 Piastres par an.

La Commission s'arrêtera à peine sur les trois autres espèces de droits tenant, nous le répétons, aux opérations quarantenaires et elle opine à l'adoption pure et simple du Tarif français attenué dans quelques unes de ses parties. Ainsi, elle vous propose de supprimer le droit de station pour les navires en quarantaine et de ne maintenir que 1° le droit de séjour au lazaret pour les personnes et qui serait fixé à 5 P. par jour et par personne ; 2° le droit sur les marchandises sujettes à purification, savoir : marchandises emballées par 100 oques, deux piastres et demie ; cuirs les 100 pièces cinq piastres, petites peaux non emballées les 100 peaux deux piastres et demie. Il est du reste bien entendu, nous le répétons, que tous les droits sanitaires autres que ceux proposés par la Commission, seront supprimés, comme il est entendu également que les bâtiments de guerre à quelque nation qu'ils appartiennent, continueront à être exemptés de toute taxe sanitaire.

Messieurs, la Commission est portée à penser que vous ne trouverez pas exagéré le Tarif qu'elle propose, si vous tenez compte de l'importance du service sanitaire de la Turquie, non seulement pour ce pays lui-même, mais pour le reste de l'Europe intéressée presqu'au même degré que la Turquie au maintien des institutions sanitaires de l'Orient pour la facilité de ses transactions commerciales et pour sa propre sécurité, et vous trouverez équitable la proportion des taxes qu'elle vous propose en vous rappelant que si dans le Tarif de la France le maximum de la taxe sanitaire ne dépasse pas 15 centimes par tonneau, dans le Tarif de la Sardaigne cette taxe s'élève à 80 centimes pour les provenances de la Turquie, de l'Amérique et des côtes Occidentales de l'Afrique.

En conséquence la Commission propose de remplacer les droits sanitaires actuellement établis par le Tarif suivant :

TARIF
des droits sanitaires dans l'Empire Ottoman.

ART. 1.

Le Tarif des droits sanitaires comprend :

1° Le droit de reconnaissance payable par tout navire qui arrive dans un port ottoman ;

2° Les droits de quarantaine en cas de contumace.

ART. 2.

Droit de reconnaissance à l'arrivée :

A. Les navires de cinquante tonneaux et au dessus venant d'un port étranger dans un port ottoman, payeront par tonneau   P. **3.**

B. Les navires de cinquante tonneaux et au dessus venant d'un port ottoman dans un autre port ottoman payeront par tonneau   P. **2.**

C. Les navires au dessous de cinquante tonneaux, quelle que soit leur provenance, payeront par tonneau   P. **1.**

ART. 3.

Droits de quarantaine :

A. Droit de séjour au lazaret par jour et par personne   P. **5**.

B. Droit sur les marchandises désinfectées dans les lazarets, savoir :

Marchandises emballées par 100 oques   P. **2** $\frac{1}{2}$
Cuirs les 100 pièces   P. **5**
Petites peaux non emballées les 100 peaux   P. **2** $\frac{1}{2}$

ART. 4.

Les navires qui, pendant le cours d'une même opération, entreront successivement dans plusieurs ports ottomans ne payeront le droit de reconnaissance qu'une seule fois au port de première arrivée.

ART. 5.

Sont dispensés du droit de séjour au lazaret, les enfants au-dessus de sept ans et les indigents.

ART. 6.

Sont exemptés de tous les droits sanitaires déterminés par les Articles précédents : 1° les bâtiments de guerre ; 2° les bâtiments en relâche forcée même quand ils sont admis à libre pratique pourvu qu'ils ne se livrent à aucune opération de commerce dans le port où ils abordent. 3° Les bâteaux de pêche.

ART. 7.

Tous les autres droits précédemment établis et non mentionnés dans le présent Tarif sont supprimés.

Constantinople, le 23 Juillet 1856.

Le rapporteur de la Commission

Leval.

ANNEXE A.

Tableau des dépenses annuelles pour le personnel sanitaire.

Service	Localités	Montant
Service de la Mer-Noire :	Batoum, Trébisonde, Samsoun, Sinope, Varna, Burgas et leurs dépendances	P. 217,620
Service du Danube :	Toultcha, Silistrie, Roustchouk, Viddin et leurs dépendances	» 124,860
Service de Constantinople :	Intendance, Office de Galata, Office de Kavak, Banlieue	» 855,000
Service de la mer de Marmara :	Préposés du littoral, Préposés des golfes	» 62,520
Service du détroit des Dardanelles :	Gallipoli, Dardanelles et leurs dépendances	» 141,080
Service de la côte européenne de la Méditerranée	Enos, Cavala, Salonique, Volos et leurs dépendances	» 138,360
Service de la côte d'Albanie et du golfe Vndriatique :	Prévesa, Vallona, Durazzo, Dulcino, Alessio, Kinik, Soterina et leurs dépendances	» 246,120

Services des Iles :	Métélin Chio Rhôdes Chypres Crête et leurs dépendances	» 244,620
Service de la Thessalie frontière greco-turque	Larisse et 4 offices à lazarets	» 165,600
Service de la côte d'Afrique :	Bengasi Tripoli et leurs dépendances	» 77,940
Service de la côte asiatique de la Méditerranée :	Aivalik Smyrne Echelle-neuve Boudroum Adalia Alaya Mersine et leurs dépendances	» 270,420

Service de la côte de la Syrie et de la frontière turco-egyptienne y compris les services intérieurs d'Alep et de Damas   » 344,520

Service de la province de Bagdad comprenant la partie méridionale de la frontière turco-persane   » 566,680

Service de la province d'Erzeroum comprenant le service de la frontière turco-russe et la partie septentrionale de la frontière turco-persane   » 297,960

             Piast. 3,753,300

ANNEXE B.

Tableau des dépenses annuelles pour le matériel des établissements quarantenaires en moyenne.

1° Constructions nouvelles, reconstructions réparations, entretien de locaux, échelles, barques, etc, etc , P. 800,000
2° Frais divers, savoir: chauffage, (bois et charbon) éclairage, frais de bureau, de poste etc, etc. » 550,000

Piast. 1,350,000

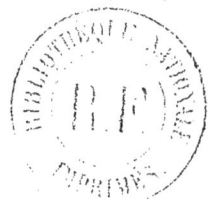

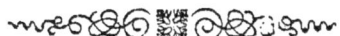

www.ingramcontent.com/pod-product-compliance
Lightning Source LLC
Chambersburg PA
CBHW060607050426
42451CB00011B/2122